Neamtu Liuba

Caraterísticas clínicas da infeção por Mycoplasma em crianças

Neamtu Liuba

Caraterísticas clínicas da infeção por Mycoplasma em crianças

M.pneumoniae e M.hominis em crianças com envolvimento broncopulmonar

ScienciaScripts

Cover image: www.ingimage.com

This book is a translation from the original published under ISBN 978-620-2-30265-4.

Publisher:
Sciencia Scripts
is a trademark of
Dodo Books Indian Ocean Ltd. and OmniScriptum S.R.L publishing group

120 High Road, East Finchley, London, N2 9ED, United Kingdom
Str. Armeneasca 28/1, office 1, Chisinau MD-2012, Republic of Moldova, Europe
Managing Directors: Ieva Konstantinova, Victoria Ursu
info@omniscriptum.com

Printed at: see last page
ISBN: 978-620-8-54333-4

Conteúdo

Dedicação

Dedico este trabalho e agradeço especialmente à minha orientadora, a doutora Svetlana Sciuca, pela sua motivação, entusiasmo e imenso conhecimento. Gostaria de lhe agradecer por encorajar a minha investigação.

Abreviaturas

Ag	antigen
C	cytosine
CAP	Community acquired pneumonia
DNA	Deoxyribonucleic acid
95%CI	*Confidence Interval*
ELISA	The enzyme-linked immnosorbent assay
G	guanine
Ig	immunoglobulin
M.pneumoniae	Mycoplasma pneumonia
M.hominis	Mycoplasma hominis
RNA	Ribonucleic acid
Vaa	Variable adherence-associated antigen

CAPÍTULO 1

Informações gerais

O presente estudo apresenta tanto a análise dos dados fornecidos pelas fontes modernas de literatura que estudam o envolvimento do sistema broncopulmonar *associado ao Mycoplasma* (*M.pneumoniae, M.hominis*) em crianças, como os nossos próprios resultados obtidos durante o nosso estudo de coorte prospetivo.

CAPÍTULO 2

Metodologia de investigação

O objetivo do nosso estudo prospetivo foi avaliar as peculiaridades clínicas da infeção por *Mycoplasma* na doença broncopulmonar aguda em crianças causada por *M.pneumoniae, M.hominis* em comparação com outras etiologias.

CAPÍTULO 3

Materiais e métodos.

Os participantes no estudo incluíram 330 crianças com idade igual ou inferior a 7 anos com doenças broncopulmonares agudas. Com base no resultado dos testes laboratoriais, criámos 2 grupos: grupo de estudo (com infeção por *Mycoplasma* positiva - *Mycoplasma* - positivo) e grupo de controlo (sem infeção por My*coplasma* - Mycoplasma - *negativo*).

A recolha de dados clínicos foi efectuada na admissão e incluiu a avaliação de sintomas clínicos gerais (fadiga, febre), sinais de doença broncopulmonar (tosse, rinite, pieira e dor de garganta), achados laboratoriais, manifestações radiográficas e alterações imunológicas.

O diagnóstico de pneumonia baseou-se na conclusividade dos sintomas clínicos, nos achados do exame físico e nos sinais radiológicos.

Os níveis de *Mycoplasma pneumoniae,* anticorpos específicos *de Mycoplasma hominis* (IgM, IgG) foram determinados em amostras de soro obtidas de todas as crianças e foram testados usando *ELISA* (*Mycoplasma hominis* - IgM (IgG) - ИФА-Бест, Rússia, Novosibirsc; *Mycoplasma pneumoniae* IgM (IgG) - *ELISA*, Nova Lisa, Germania, Dietzenbach).

Com base no resultado do exame serológico laboratorial, o grupo de estudo era constituído por 162 crianças (110 doentes com *M.pneumoniae* e 52 doentes com *M.hominis*) e o grupo de controlo - 168 crianças sem infeção por *Mycoplasma.*

Foram incluídos no estudo os doentes que preenchiam os seguintes critérios:

- crianças com menos de 7 anos de idade
- doentes com pneumonia adquirida na comunidade, bronquite obstrutiva

Os critérios de exclusão dos doentes da investigação foram os seguintes

- Malformação dos sistemas broncopulmonar, cardiovascular ou nervoso central - Idade ≥7 anos
- Pneumonia com evolução superior a 3 semanas
- Pneumonia associada a um processo broncopulmonar crónico (fibrose quística, displasia broncopulmonar, fibrose idiopática, etc.).

As crianças de ambos os grupos foram divididas em três subgrupos etários de acordo com a sua idade: bebés (menos de 1 ano), crianças pequenas (1 - 3 anos) e crianças em idade pré-escolar (3 - 7 anos). No nosso grupo de estudo, a idade média era de 2,48±0,13 anos, dos quais 54,9% eram rapazes e 45,1% eram raparigas. No grupo de controlo, os rapazes constituíam 60,1%, as raparigas 39,9% e a idade média era de 1,78±0,10 anos.

Os métodos de diagnóstico exploratórios incluíram: exame bacteriológico do catarro brônquico, radiografia do tórax, teste serológico de anticorpos para *M.pneumoniae, M.hominis*. O diagnóstico clínico baseou-se nos protocolos clínicos pediátricos nacionais e nas normas médicas.

CAPÍTULO 4

Análise estatística.

Todos os testes foram efectuados com o Microsoft Office Excel 2007. Os dados obtidos foram processados com o EXCEL, EPI-Info 2007 e apresentados através de diagramas, tabelas, etc. Para comparar as diferenças entre os grupos na linha de base, o teste de Fisher e o χ^2 foram usados quando apropriado. Os resultados foram considerados significativos com um valor de $p < 0,05$.

CAPÍTULO 5

Introdução

Pneumonia causada por *Mycoplasma* em crianças

A estrutura etiológica da pneumonia em crianças é diversa e muda consoante a idade da criança. De acordo com a literatura, o *Str. pneumoniae* desempenha um papel importante no desenvolvimento de pneumonias adquiridas na comunidade, mas estudos recentes indicam um papel crescente da micoplasmose respiratória, que ocupa o segundo lugar entre as pneumonias diagnosticadas nos países europeus [17].

CAPÍTULO 6

Incidência de pneumonia em crianças

Assim, nas crianças com idades compreendidas entre os 6 meses e os 5 anos, as causas mais frequentes de pneumonias adquiridas na comunidade são atribuídas ao *Streptococcus pneumoniae* (cerca de 70-80%) e ao *Haemophilus influenzae tipo b* (cerca de 10%), enquanto as pneumonias *associadas ao M. pneumoniae* representam, em média, 10-15%. Nas crianças com mais de 5 anos, a infeção pneumocócica é diagnosticada com mais frequência (40%), *o H. influenzae* é raramente detectado, enquanto o número de pneumonias atípicas aumenta e representa 20-40% [17,44].

Na República da Moldávia, de acordo com o Centro Nacional de Gestão da Saúde, foram registados 229 casos de pneumonia em crianças por cada 10 000 pessoas em 2014. Ao mesmo tempo, de acordo com o Anuário Estatístico da República da Moldávia, 20 076 pacientes diagnosticados com pneumonia, dos quais 63% eram crianças, foram admitidos em departamentos respiratórios em 2014[52].

Quanto à prevalência do sexo na incidência de pneumonia, observou-se que a pneumonia ocorreu mais frequentemente em rapazes com uma relação igual a 1,25:1 - 2:1 [72]. Este fenómeno baseia-se em certas peculiaridades do desenvolvimento do sistema respiratório nas crianças [2,3].

CAPÍTULO 7

Peculiaridades de *Mycoplasma spp.*

Os micoplasmas são microrganismos pertencentes à classe *dos Mollicutes*, a família *Mycoplasmataceae*, que inclui 200 espécies encontradas em seres humanos, animais, aves e plantas, e 3 destas espécies são patogénicas para os seres humanos: *M.pneumoniae, M.hominis, Ureaplasma* [63,64].

Os micoplasmas têm uma estrutura especial que proporciona a diversidade do quadro clínico e a heterogeneidade dos dados paraclínicos. Assim, *o M.pneumoniae* é um parasita facultativo que não possui membrana celular; o conteúdo de G+C no seu ADN é mínimo em comparação com outros microrganismos e representa 23-41%. Além disso, o genoma do Mycoplasma é muito pequeno (0,58 a 2,20 MDa) e o seu volume celular é inferior a 5%. Este microrganismo é pleomórfico; tem uma elevada osmolaridade e flexibilidade, o que se deve à sua incapacidade de sintetizar ácido diaminopimélico [178,179]. Filogeneticamente, *os micoplasmas* estão próximos das bactérias gram-positivas e/ou Clostridia [19,48,58,71].

Estudos recentes descrevem 8 subtipos de *M. pneumoniae*, dependendo do subtipo da adesina P1, uma proteína transmembranar [8]. O primeiro contacto com a infeção resulta na produção de anticorpos específicos, mas mais tarde existe a possibilidade de reinfeção causada por um subtipo diferente do agente patogénico [16]. A imunidade natural desenvolvida após a infeção por *Mycoplasma* dura 4 anos, o que explica os surtos de doenças epidémicas causadas por *M. pneumoniae* que ocorrem a cada 4-7 anos em diferentes países: Europa, EUA, Japão e Finlândia [8].

O M.hominis também tem um genoma pequeno e contém ADN e ARN. No primeiro contacto com o *M.hominis*, o organismo sintetiza anticorpos *anti-Vaa* que impedem a ligação às células do macroorganismo, mas a diversidade das lipoproteínas *Vaa* permite evitar a captura imunológica. Como resultado, ocorre uma invaginação da membrana celular que impede a ação de factores de proteção, tais como o fator do complemento e os anticorpos [22].

A pneumonia causada por *Mycoplasma hominis* é comum em recém-nascidos e lactentes devido a uma possível infeção intra-uterina ou à introdução da infeção durante o parto. Representa 34,4% do número total de infecções intra-uterinas e, posteriormente, a incidência de pneumonia causada por *M.hominis* diminui. De acordo com a literatura, a frequência da infeção por *M.hominis* na população varia entre 10% e 50% [72].

Os factores patogénicos do *Mycoplasma* são determinados pela ação direta do microrganismo - o efeito do peróxido de hidrogénio, a diminuição da utilização do oxigénio e da glicose e a redução da síntese de macromoléculas. *O micoplasma* liga-se ao epitélio da mucosa dos brônquios e da traqueia, provocando assim alterações estruturais no epitélio ciliado, o que resulta em alterações funcionais e no desenvolvimento de um processo infecioso-inflamatório nos alvéolos ao longo do trajeto descendente. Mais tarde, ocorre a penetração nos espaços interalveolares, causando a formação de infiltrados intersticiais [45,46].

A introdução do *Mycoplasma* no citoplasma celular causa perturbações na integridade e no funcionamento das células do sistema respiratório, com uma acumulação abundante de neutrófilos e linfócitos no fluido alveolar [35].

O M.hominis tem a propriedade de ser um potente indutor da síntese da citocina IL-8 e do péptido ativador de neutrófilos (ENA-78) pelas células epiteliais. Esta propriedade contribui para a propagação da infeção e para o desenvolvimento de pleurisia e pericardite na patologia broncopulmonar causada por este microrganismo [22].

As caraterísticas morfológicas únicas e a estrutura genética dos *micoplasmas* determinam a interação destes microrganismos com as células hospedeiras e o desenvolvimento de diversas manifestações clínicas.

CAPÍTULO 8

Datas epidemiológicas.

A pneumonia é uma forma clássica de doença do trato respiratório associada à infeção por Mycoplasma; representa 20-30% de todos os casos de pneumonia com um agente causal definido em crianças em idade pré-escolar [52].

A estrutura etiológica da pneumonia varia consoante a idade da criança. Assim, entre os 6 meses e os 5 anos de idade, o papel principal na etiologia da pneumonia adquirida na comunidade é atribuído ao *Streptococcus pneumoniae* (70-80% em média) e ao *Haemophylus influenzae tipo b* (cerca de 10%). Ao mesmo tempo, de acordo com a literatura, as pneumonias associadas ao Mycoplasma neste grupo etário representam 10-15% [62,73]. Nas crianças com mais de 5 anos, *o H. influenzae* é raramente detectado; a infeção pneumocócica é diagnosticada em 40% dos casos e o papel das infecções atípicas (Mycoplasma, Chlamydia) aumenta para 20-40% [17,21].

No entanto, a opinião anteriormente aceite de que a infeção por *Mycoplasma* em crianças com menos de 5 anos é anedótica é falaciosa. De acordo com dados recentes, a incidência de pneumonia *associada a M.pneumoniae* em crianças com menos de 5 anos é de 1,5-25% do número total de pneumonias etiologicamente confirmadas e em crianças com menos de 3 anos - até 22% [30]. Ao mesmo tempo, a evolução da pneumonia *por Mycoplasma* é mais grave nesta faixa etária do que em crianças mais velhas [54,40].

Devido ao facto de a infeção *por Mycoplasma* não ter sinais clínicos caraterísticos clássicos, o diagnóstico 'pneumonia *por Mycoplasma*' é feito no final da primeira semana em 30-40% dos casos, e as crianças recebem o tratamento com base nos diagnósticos preliminares - "infeção do trato respiratório", "gripe" ou "pneumonia de origem não especificada" [56,61,54].

Como já foi referido, a gravidade *da* pneumonia por Mycoplasa depende da idade do doente, das doenças concomitantes e da associação com outras bactérias patogénicas. A pneumonia *associada à Mycoplasa* tem tipicamente um curso ligeiro da doença [31,35]. Em 20-40% dos casos, a infeção do trato respiratório inferior causada por *Mycoplasa* não requer hospitalização; por conseguinte, esta categoria de doentes recebe tratamento ambulatório [9,44,45,54]. No entanto, 18% das crianças com infeção por Mycoplasma necessitam de cuidados hospitalares [6].

CAPÍTULO 9

Caraterísticas gerais do grupo de estudo.

Realizámos um estudo que incluiu 330 crianças com pneumonia adquirida na comunidade com o objetivo de identificar as peculiaridades clínicas do *Mycoplasma pneumoniae* em vários grupos etários de crianças.

Com base nos resultados dos testes serológicos efectuados para detetar a infeção por Mycoplasma, 162 crianças com pneumonia por Mycoplasma diagnosticada (49,1%, IC95%: 43,6-54,6) foram incluídas no grupo de estudo e 168 crianças sem infeção por Mycoplasma (50,9%, IC95%: 45,4-56,4) foram incluídas no grupo de controlo [51].

Posteriormente, o grupo de estudo foi dividido em dois grupos de acordo com o agente causador - 110 crianças com infeção *por M.pneumoniae* (67,9%, IC95%: 60,175) e 52 crianças com infeção confirmada *por M.hominis* (32,1%, IC95%: 25-39,9).

A distribuição por idade, consoante o agente causador, é apresentada na **Fig. 1**

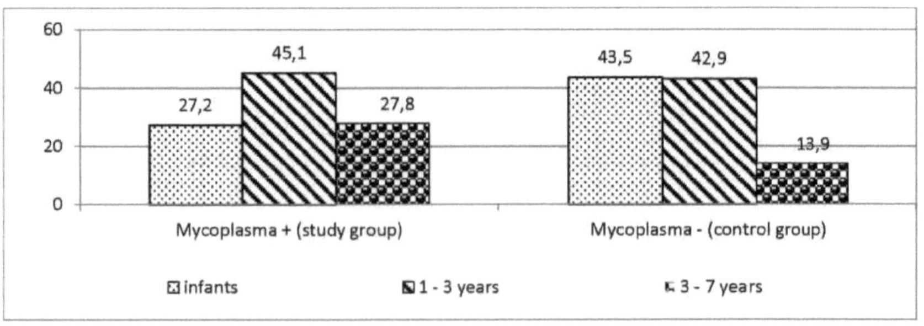

A análise estatística do grupo de estudo em relação aos grupos etários confirmou a dependência estatística (%2=14,2; p<0,001).

Por conseguinte, a distribuição das crianças com pneumonia nos diferentes grupos etários foi a seguinte

- A infeção por *micoplasma* foi diagnosticada em 44 lactentes (27,2%, IC95%: 20,5-34,7) com pneumonia, e não foi confirmada em 73 crianças da mesma faixa etária (43,5%, IC95%: 35,8-51,3).
- As crianças com infeção por *Mycoplasma* prevalecem no grupo etário entre 1 e 3 anos - 73 doentes (45,1%, IC95%: 37,2-53,1) em comparação com o grupo de controlo em que a pneumonia foi diagnosticada em 72 casos (42,9%, IC95%: 35,350,7).
- Em crianças em idade pré-escolar, a infeção por Mycoplasma foi confirmada em 45 casos (27,8%, IC95%: 21-35,3) e em 23 casos (13,7%, IC95%: 8,9-19,8) os testes serológicos para detetar a infeção por Mycoplasma deram resultados negativos.

Adicionalmente, estudámos dois serotipos de infeção por *Mycoplasma - M.hominis* e *M.pneumoniae* - dentro dos grupos e encontrámos uma dependência estatística entre os grupos etários e os grupos formados de acordo com o agente causal (χ^2=7,5, p<0,03). Assim, *o M.pneumoniae* foi diagnosticado mais frequentemente no grupo de crianças com idades compreendidas entre 1 e 3 anos, enquanto que *o M.hominis* - em crianças com menos de 1 ano **(fig·2).**

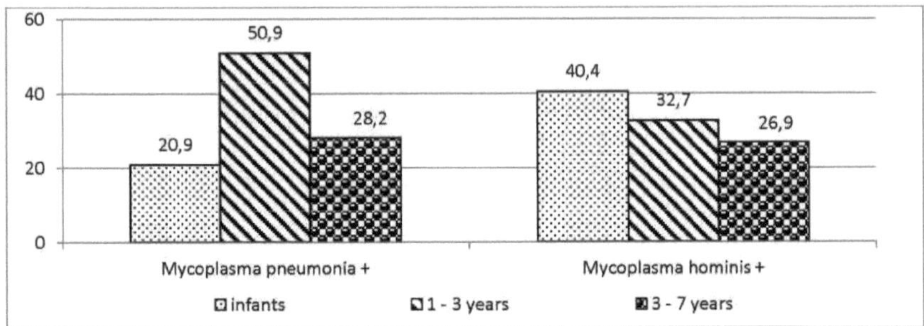

Fig.2. Serotipos de infeção por *Mycoplasma* em diferentes subgrupos etários do grupo de estudo.

A distribuição dos pacientes por sexo mostrou a predominância de meninos em ambos os grupos (crianças *Mycoplasma-positivas* e *Mycoplasma-negativas*). Esta distribuição está muito provavelmente associada a alterações fisiológicas do sistema pulmonar em crianças.

O estudo de Zeltner T. (1987) merece uma atenção especial. Descreve 2 fases de desenvolvimento pulmonar pós-natal: a primeira fase vai do nascimento aos 18 meses e a segunda fase - dos 18 meses à idade adulta [3].

A maturação dos septos alveolares, a diminuição da massa tecidular e as alterações capilares estão na base das alterações em desenvolvimento no tecido pulmonar. Os pulmões das raparigas são mais pequenos em volume e peso do que os pulmões dos rapazes; a maturação do surfactante no período neonatal também ocorre mais cedo nas raparigas do que nos rapazes [3].

No entanto, a quantidade de alvéolos e a área alveolar são maiores nos rapazes do que nas raparigas da mesma idade. As vias respiratórias, que são maiores nos rapazes, têm a capacidade de crescer mais rapidamente do que o parênquima pulmonar nas raparigas. Além disso, as hormonas sexuais - androgénios e estrogénios - têm uma influência marcante no crescimento do sistema pulmonar. Experiências realizadas em ratos demonstraram o efeito inibidor dos androgénios na maturação do surfactante. Por conseguinte, o sexo e as hormonas sexuais têm um efeito pronunciado no desenvolvimento dos pulmões e das vias respiratórias [3,5].

CAPÍTULO 10

Peculiaridades da infeção por *Mycoplasma* em crianças

O quadro clínico da infeção por *Mycoplasma* desenvolve-se gradualmente - de vários dias a várias semanas [11,44,46,64] - e manifesta-se em diferentes nosologias - traqueobronquite, faringite, laringite [5]. A traqueobronquite desenvolve-se em vários dias e torna-se a fase final da doença ou evolui para pneumonia (a pneumonia desenvolve-se em 3-10% dos casos) [7,18,44,69]. Além disso, de acordo com a literatura, a infeção é assintomática em 20% dos doentes [12].

A evolução da infeção por *Mycoplasma* varia geralmente de formas ligeiras a moderadas. Alguns estudos descrevem casos de evolução grave e desfavorável da pneumonia *por Mycoplasma*, tais como abcessos pulmonares ou doentes com ventilação artificial, o que está associado a um diagnóstico tardio e ao início prematuro do tratamento etiológico [20,32].

Assim, de acordo com um estudo realizado por Musalimova G., apenas 11,7% de 44 crianças tinham sido hospitalizadas durante os primeiros 3 dias da doença, enquanto outros doentes tinham sido hospitalizados tardiamente após o início da doença [63].

A hospitalização tardia na infeção por *Mycoplasma* está muito provavelmente associada à ausência de sinais típicos inerentes a este tipo de infeção. Os sintomas observados tanto nas infecções *por Mycoplasma* como nas infecções virais - diferentes tipos de tosse, temperatura corporal subfebril e febril e envolvimento do trato respiratório superior[55] - criam algumas dificuldades no estabelecimento de um diagnóstico precoce e na prestação de um tratamento diferenciado.

No nosso estudo, o curso da doença causada por infecções *por M.pneumoniae* ou M.*hominis* foi mais longo do que o das doenças broncopulmonares de outra etiologia. O início da doença nas crianças foi acompanhado pelos sinais clínicos da infeção do trato respiratório superior (faringite, rinite), mas estas manifestações não são patognomónicas apenas para a infeção por *Mycoplasma* e podem ser observadas com uma variabilidade diferente, dependendo do serótipo da doença (*M.hominis* ou *M.pneumoniae*) [51].

A avaliação da história da doença atual das crianças com infeção *por Mycoplasma* revelou que a duração da doença nas crianças com infeção por *Mycoplasma* antes do internamento era mais longa do que a duração da doença nas crianças sem infeção por *Mycoplasma* (em média 10,53÷0,53 dias *versus* 7,04±0,4; F=21,2, p<0,001) (fig.3).

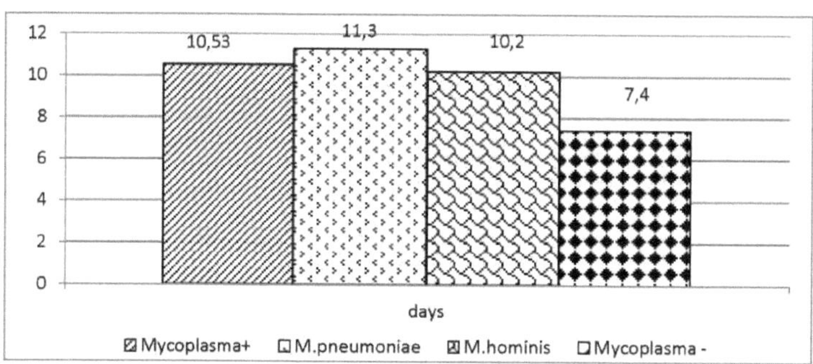

Fig.3. Avaliação da história da doença atual das crianças com infeção por *Mycoplasma*

Em particular, nas crianças cujo sistema broncopulmonar foi afetado pelo *M.pneumoniae*, a duração da doença foi a mais longa - 11,3±1,03 dias, em comparação com as crianças diagnosticadas com *M.hominis* - 10,2±0,62 dias. As crianças do grupo de controlo tiveram a duração mais curta da doença - 7,48±0,4 dias, F=l 1,2, p<0,001.

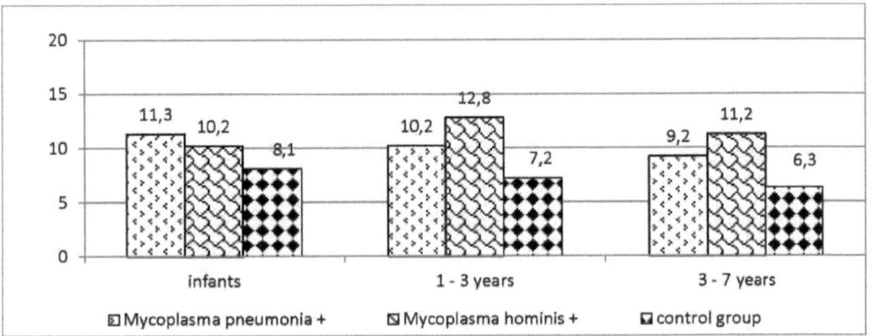

A **Figura 4** mostra a duração da doença antes da hospitalização consoante o grupo etário (dias).

CAPÍTULO 11

Manifestações clínicas da infeção por *Mycoplasma* no envolvimento broncopulmonar em crianças.

A tosse é um dos sintomas mais comuns de envolvimento broncopulmonar em crianças. Assim, na infeção por Mycoplasma, a tosse é não produtiva, persistente e, por vezes, paroxística [24,29,34,55]. A tosse associada a esta infeção pode durar até 2 semanas ou mais, mas a administração atempada de terapêutica antimicoplasmática específica reduz a duração das manifestações clínicas [14,15,16,49].

A maioria dos doentes do nosso estudo apresentava tosse semi-produtiva - 45,2%, IC95%: 36,254,3 no grupo de estudo e apenas 28,9%, IC95%: 21,6-37,1 no grupo de controlo, χ^2=7,6, p<0,05. Além disso, dependendo do serotipo da infeção, a tosse semi-produtiva foi mais comum nas crianças com infeção por *M.hominis* - 47,4%, IC95%: 31-64,2 em comparação com as crianças com infeção por *M.pneumoniae* - 44,2%, IC95%: 33,5-55,3 e o grupo de controlo - 28,9%, IC95%: 21,6-37,1 (/2=7,7; p<0,03).

A tosse produtiva prevaleceu no grupo *Mycoplasma-negativo* - 48,6%, IC95%: 40,1-57,1, enquanto que foi seguramente menos comum no grupo de estudo - 29,8%, IC95%: 22-38,7, $^{/(2)}$=9,7, p<0,002. As queixas de tosse não produtiva foram registadas em 25%, IC95%: 17,7-33,6 das crianças com infeção por *Mycoplasma* e em 21%, IC95%: 15,3-29,5 dos doentes sem infeção *por Mycoplasma*, χ^2=0,4, p>0,05.

Portanto, a sintomatologia respiratória da infeção por *Mycoplasma* no nosso estudo é caracterizada pela predominância de tosse semi-produtiva, sendo menos comuns os tipos de tosse não produtiva ou produtiva. Esta tosse é estatisticamente diferente da tosse do grupo de controlo que é de natureza produtiva/2=11,2; p<0,02 (tabela 1).

Tabela 1. Sintomatologia respiratória na infeção por *Mycoplasma*

	Study group	Control group	
Non-productive cough	(nr=31)	(nr=31)	**χ^2=0,4, p>0,05**
	25% (17,7-33,6)	21,8% (15,3-29,5)	
Semi-productive cough	(nr=56)	(nr=41)	**χ^2=7,6, p<0,05**
	45,2% (36,2-54,3)	28,9% (21,6-37,1)	
Productive cough	(nr=37)	(nr=69)	**χ^2=9,7, p<0,002**
	29,8% (22-38,7)	48,6% (40,1-57,1)	

O M.pneumoniae e *o M.hominis* têm certas propriedades que podem levar à cronicidade do processo broncopulmonar, à hiperresponsividade brônquica e à sensibilização alérgica, especialmente numa criança [63].

A temperatura corporal do doente é outro sintoma importante da infeção por *Mycoplasma* (quadro 2).

A curva de temperatura durante o início da doença foi subfebril em 61,5%, IC95%: 44,6-76,6 das crianças do grupo de estudo, e em 38,5%, IC95%: 23,4-55,4, $\chi 2$=4,2, p<0,05 das crianças do grupo de controlo.

A temperatura de 38,5 a 39^{0}C foi mais caraterística do grupo controlo e correspondeu a 68,6%, IC95%: 54,1-80,9 dos casos, enquanto que nas crianças com patologia broncopulmonar aguda associada a infeção por Mycoplasma correspondeu a 31,4%, IC95%: 19,1-45,9, $\chi 2$=5,7, p<0,05 (tabela 2).

A temperatura superior a 39⁰C foi mais frequente nas crianças do grupo de controlo (Mycoplasma-negativo) mas com diferença não significativa: em 55,1%, IC95%: 30,7-59,8 dos casos do grupo Mycoplasma-negativo e em 44,9%, IC95%: 30,759,8 dos casos do grupo de estudo, χ^2=0,1, p>0,05.

Por conseguinte, a temperatura subfebril (37-3 8°C) é mais frequentemente registada durante o início da doença causada por Mycoplasma em comparação com o grupo de controlo no qual o envolvimento do trato respiratório inferior ocorre com a temperatura acima de 38-39 ^{0}C, x2=8,14; p<0,02.

Nos grupos formados de acordo com o agente causador, foram obtidos os seguintes resultados. A temperatura subfebril foi mais caraterística do grupo de crianças com *M.pneumoniae* -53,8%, IC95%: 37,2-69,9, enquanto que representou apenas 7,7%, IC95%: 23,4-55,4 das crianças com infeção por *M.hominis* e 38,5%. IC95%: 23,4-55,4 das crianças do grupo de controlo, χ^2=10,1, p<0,01.

A temperatura acima de 38-39^{0}C representou 17,6%, IC95%: 8,4-30,9 das crianças com *M.pneumoniae*, 13,7%, IC95%: 5,7-26,3 das crianças com envolvimento do sistema pulmonar associado ao *M.hominis*, sendo que a maior incidência de temperaturas de 38- 39°C foi registada no grupo controlo - 68,6%, IC95%: 54,1-80,9, χ^2= 6,8, p<0,05.

A hiperpirexia (acima de 39°C) também foi mais caraterística das crianças do grupo Mycoplasma-negativo -55,1%, IC95%: 30,7-59,8;foi registada quase 2 vezes menos no grupo de crianças com infeção *por M.pneumoniae* - 30,6%, IC95%: 18,3-45,4 e apenas em 14,3%, IC95%: 5,9-27,2 das crianças com infeção por *M. hominis*, χ^2=0,07, p>0,05.

Tabela 2. Temperatura corporal na infeção por *Mycoplasma*

	Study group	Control group	
Sub febrile temperature	(nr=24)	(nr=15)	**χ^2=4,2, p<0,05**
	61,5% (44,6-76,6)	38,5% (23,4-55,4)	
38-39°C	(nr=16)	(nr=35)	**χ^2=5,7, p<0,05**
	31,4% (19,1-45,9)	68,6% (54,1-80,9)	
Hyperpyrexia	(nr=22)	(nr=27)	**χ^2=0,1, p>0,05**
	44,9% (30,7-59,8)	55,1% (30,7-59,8)	

Por conseguinte, em crianças com infeção por *M.pneumoniae*, o envolvimento do trato respiratório inferior no início da doença progride com temperatura subfebril. Quanto ao envolvimento do sistema respiratório *associado ao M.hominis*, foram registados tipos de curva de temperatura subfebril e febril em graus variáveis, %2=13,57; p<0,01.

CAPÍTULO 12

Infeção *por Mycoplasma* e *sibilância.*

O envolvimento do sistema pulmonar está frequentemente associado a uma flora atípica. O micoplasma pode desencadear sibilância em crianças com predisposição genética ou com alterações imunológicas precedentes [35].

As peculiaridades patogénicas do curso da obstrução brônquica na infeção por *Mycoplasma* são diversas e dependem da interação entre o agente causador e o macroorganismo, bem como da hiper-responsividade dos brônquios [41,43].O agente causador afecta diretamente o epitélio dos brônquios através de mecanismos não imunes (envolvimento inflamatório difuso e distrófico dos brônquios, desenvolvimento de traqueobronquite inflamatória), o que está na base da patogénese da obstrução brônquica na infeção por *Mycoplasma*. O efeito do microrganismo pode ser resumido da seguinte forma - pessoas previamente saudáveis desenvolvem hiper-responsividade brônquica que resulta em obstrução brônquica [10,38,66].

A perturbação da depuração mucociliar provoca reinfeção, desenvolvimento de infeção mista, bem como um curso prolongado e um processo broncopulmonar crónico [54,66]. O grau de envolvimento do sistema broncopulmonar por agentes patogénicos atípicos (*Mycoplasma, Chlamydophila pneumoniae*) varia de 6,2 a 50% [59,67,68,70].

De acordo com a literatura, o papel do *M.hominis* no desenvolvimento da pneumonia é discutível, mas acredita-se que desempenha um papel importante no desenvolvimento da bronquite obstrutiva [65].

As manifestações respiratórias detectadas nas crianças do nosso estudo foram diversas. Incluíram os sinais de envolvimento do trato respiratório inferior com diferentes localizações e áreas do sistema broncopulmonar afetado [51].

No grupo de estudo de crianças com infeção por *Mycoplasma*, a pneumonia foi o diagnóstico principal em 14,2% dos casos, enquanto que em 85,8% dos casos a pneumonia adquirida na comunidade foi acompanhada de bronquite obstrutiva. No grupo de controlo, a pneumonia foi diagnosticada em 20,2% dos casos e em 79,2% das crianças a pneumonia evoluiu no contexto de obstrução brônquica. A obstrução brônquica ocorreu 1,3 vezes mais frequentemente no grupo Mycoplasma positivo.

A análise baseada no serotipo de infeção por *Mycoplasma* mostrou que a sibilância foi mais frequentemente reportada entre as crianças com infeção por *M.hominis* - 88,5%, IC95%: 76,6-95,6, e com infeção por *M.pneumoniae* -84,4%, IC95%: 76,290,6. Estes resultados diferem ligeiramente dos obtidos no grupo de controlo, no qual a bronquite obstrutiva foi detectada em 79,2%, IC95%: 72,2-85 dos casos; χ^2= 2,9, p>0,05.

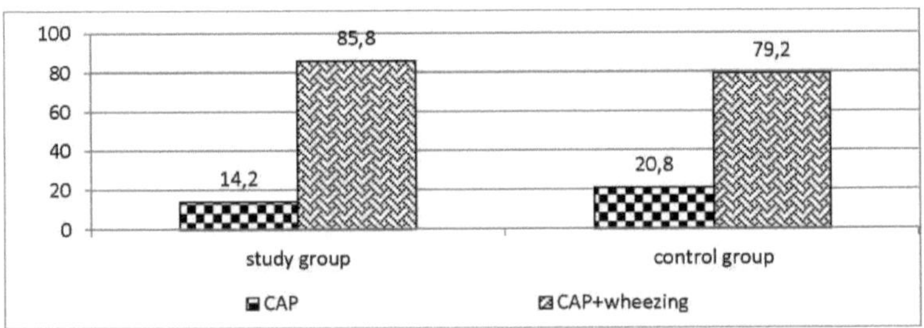

A Figura 5 mostra a distribuição dos doentes com infeção por Mycoplasma em função do diagnóstico clínico (%).

CAPÍTULO 13

Alterações radiográficas na infeção respiratória *por Mycoplasma.*

Dependendo da forma clínica da doença, o diagnóstico radiográfico da pneumonia é confirmado pela presença de opacidades focais, infiltração do tecido pulmonar.

As alterações radiográficas na pneumonia *por Mycoplasma* são diversas e muitas vezes semelhantes às das infecções bacterianas ou virais [13]. De acordo com a literatura, no centro dos achados radiográficos da patologia broncopulmonar *associada ao Mycoplasma* está a resposta inflamatória das células mononucleares intersticiais que se apresentam radiograficamente como infiltrados broncopulmonares difusos, alterações reticulares nas regiões peri-hilares ou nos lobos pulmonares inferiores, mais frequentemente com uma localização unilateral. O envolvimento bilateral ocorre em 20% dos casos e é frequentemente acompanhado de adenopatia hilar [10,16].

No grupo de crianças com infeção por *Mycoplasma*, foram observados acometimentos pulmonares unilaterais (50,0%, IC95%: 41,8-58,2) e bilaterais (50,0%, IC95%: 41,8-58,2) em proporções iguais. Nas crianças *Mycoplasma-negativas* do grupo de controlo, a radiografia mostrou a predominância de envolvimento pulmonar unilateral (52,9%, IC95%: 44,7-61,0), enquanto a presença bilateral de focos pneumónicos foi diagnosticada em 47,7%, IC95%: 39,0-55,3 das crianças **(Fig. 6)**

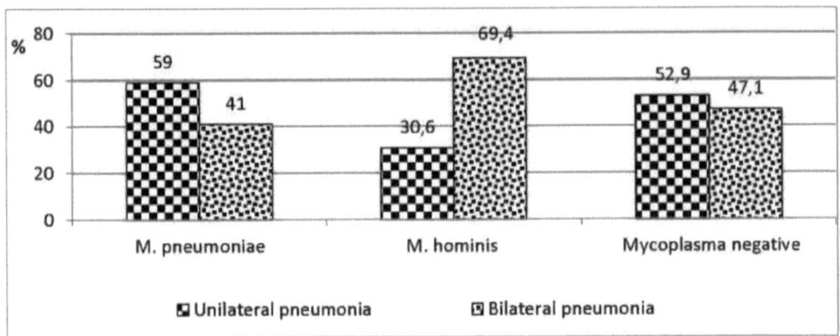

Fig.6 Localização das opacidades pulmonares em crianças com pneumonia adquirida na comunidade associada a Mycoplasma (%).

A avaliação dos resultados radiográficos em subgrupos de crianças, de acordo com o agente causador, mostrou que, na infeção por *M. pneumoniae*, o envolvimento unilateral dos pulmões foi mais comum (59,0%, IC95%: 49,0-68,5) do que o bilateral (41,0%, IC95%: 31,5-51,0).

Em crianças com pneumonia *causada por M.hominis*, os achados radiográficos mostraram prevalência de envolvimento pulmonar bilateral -69,4%, IC95%: 54,6-81,7 dos casos, enquanto a localização unilateral da pneumonia foi detectada em apenas 30,6%, IC95%: 18,3-45,4 dos casos.

Assim, o envolvimento unilateral dos pulmões é mais frequentemente diagnosticado na infeção *por M. pneumoniae* e o envolvimento bilateral dos pulmões é mais comum na infeção por *M. hominis*, /2=10,8; p<0,001.

Assim, no nosso estudo, *a pneumonia por Mycoplasma* provoca o desenvolvimento de inflamação pulmonar unilateral em crianças mais velhas, /2=6,2;

p<0,05:63% dos casos do grupo de crianças com idades compreendidas entre 1 e 3 anos, 69% dos casos do grupo de crianças com idades compreendidas entre 3 e 7 anos.

Observa-se uma relação inversa na patologia broncopulmonar associada ao *Mycoplasma hominis* - o envolvimento bilateral dos pulmões é mais comum do que o envolvimento unilateral. O envolvimento bilateral foi diagnosticado nos subgrupos etários da seguinte forma: lactentes - 80%, crianças de 1-3 anos - 64,7%, crianças em idade pré-escolar - mais de 50%, o que não é estatisticamente fiável $\chi^2=1,9$; $p>0,05$ (fig.7).

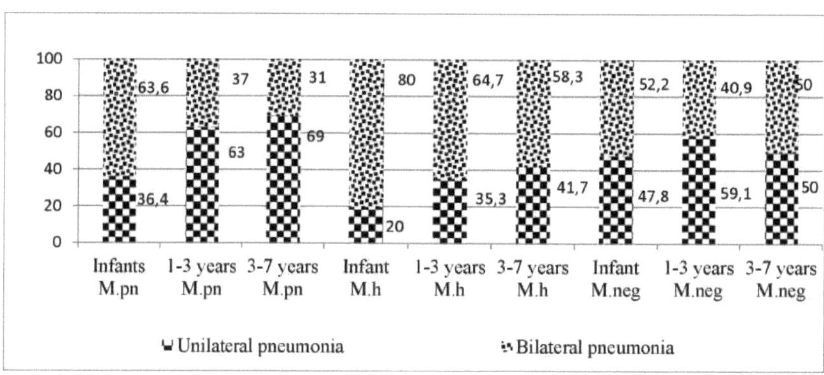

Fig.7. Envolvimento pulmonar na infeção por *Mycoplasma* consoante os subgrupos etários.

As complicações pulmonares foram diagnosticadas em 14,3%, IC95%: 9,4-20,5 das crianças do grupo de controlo e em 20,4%, IC95%: 14,5-27,4 das crianças do grupo de estudo (fig.8).

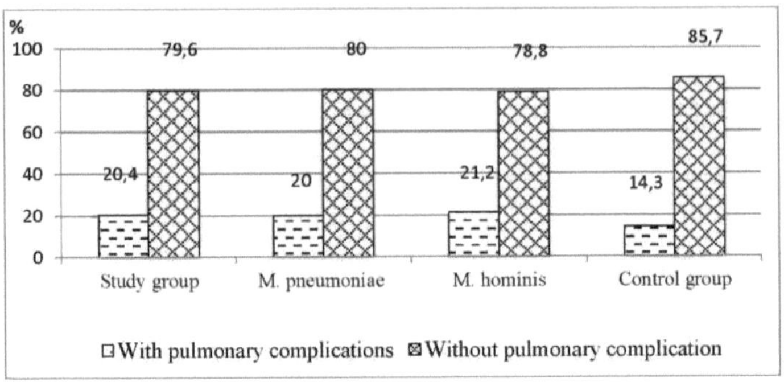

Fig.8. Presença de complicações pulmonares na *infeção por Mycoplasma*

Portanto, a infeção por *Mycoplasma* apresenta um risco moderado (1,76 vezes) para o desenvolvimento de complicações pulmonares (RR=1,76%, IC95%: 0,9-2,3, $\%^2$=3,6; p>0,05) quando comparada a outras infecções. No subgrupo de crianças *infectadas com M.*pneumoniae, as complicações pulmonares foram registadas em 20,0%, IC95%: 1328,7 dos casos, e no subgrupo de crianças *infectadas com M.hominis* - 21,2%, IC95%: 11,1-34,7. A infeção pulmonar *causada por M.pneumoniae* em crianças provoca complicações pulmonares 1,06% vezes mais frequentemente (RR=1,06%, IC95%: 0,6-2,01, x2=0,02; p>0,05) do que a infeção *causada por M.hominis*.

De todas as complicações registadas, as seguintes foram registadas nas crianças do grupo de estudo: reação da pleura interlobar em 8,6%, IC95%: 4,8-14,1 dos casos, pneumonia segmentar com atelectasia em 7,4%,IC95%:3,9-12.6 das crianças, a pneumonia fulminante não foi diagnosticada neste grupo, complicações concomitantes - reação da pleura interlobar com atelectasia foi diagnosticada numa criança (0,6%, IC95%: 0,0-3,4) e pleurisia serofibrinosa em 3,7%, IC95%: 1,4-7,9 dos casos.

Nas crianças do grupo de controlo, a reação da pleura interlobar foi diagnosticada em 8,3%, IC95%: 4,6-13,6 dos casos, o envolvimento segmentar com atelectasia foi menos frequente em comparação com o grupo de estudo (3,0%, IC95%: 1.0-6,8), a pneumonia fulminante foi responsável por 1,2%, IC95%: 0,1-4,2 dos casos, o acometimento concomitante foi diagnosticado em uma criança deste grupo (0,6%, IC95%: 0,0-3,3) e a pleurisia serofibrinosa em 1,2%, IC95%: 0,1-4,2 dos casos.

No nosso estudo, a pleurisia ocorre em 3,6% das crianças com *M.pneumoniae* e em 3,8% das crianças com envolvimento broncopulmonar associado ao *M.hominis*. A pneumonia complicada por atelectasia é detectada em 8,2% e 5,8% das crianças com *M.pneumoniae* e *M.hominis*, respetivamente.

A infeção por *Mycoplasma* causa pneumonia complicada por atelectasia 2,5 vezes mais frequentemente, o que constitui um risco elevado (RR=2,5%, IC95%: 0,9-6,9, %2=3,3; p>0,05) em comparação com outras infecções (fig.9).

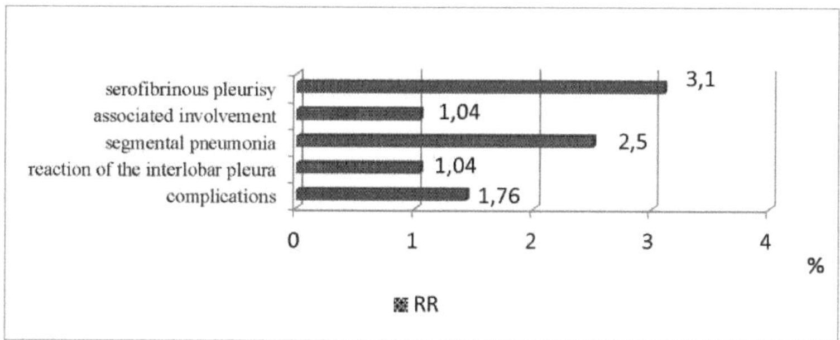

Fig·9. Risco relativo de pneumonia pulmonar devido a complicações de *Mycoplasma spp*.

A imagem radiográfica não é suficiente para fazer o diagnóstico final de pneumonia associada a Mycoplasma, mas, em combinação com as caraterísticas clínicas, melhora significativamente o diagnóstico de pneumonia *por Mycoplasma.*

CAPÍTULO 14

Manifestações extrapulmonares devidas à infeção por *Mycoplasma*

As manifestações extrapulmonares da infeção por *Mycoplasma* são de particular interesse.

Em média, 25% dos pacientes hospitalizados com infeção por *Mycoplasma* podem desenvolver complicações extrapulmonares em qualquer período da doença. De acordo com a literatura, em 20-80% dos casos pode não haver manifestações pulmonares [44].

A infeção pulmonar causada por *M.pneumoniae* e *M.hominis* pode propagar-se e provocar o desenvolvimento da generalização do processo infecioso [1,54,65].

As manifestações extrapulmonares associadas à infeção por *Mycoplasma* descritas em várias fontes científicas incluem manifestações hematológicas, bem como o envolvimento do trato gastrointestinal, do sistema nervoso central, do sistema cardiovascular, dos rins e da pele [28].

Ao mesmo tempo, *o M.hominis* provoca o desenvolvimento não só de pneumonia, mas também de mediastinite, artrite, meningite, osteíte e sépsis [22].

No seu estudo, Narita M. descreveu três mecanismos de desenvolvimento de complicações extrapulmonares quando *o M. pneumoniae* interage com o corpo humano. O primeiro mecanismo baseia-se na ação local direta de citocinas sintetizadas em resposta à infeção por *Mycoplasma.* O segundo tipo é uma ação indireta ou um mecanismo autoimune. O terceiro tipo é a trombose vascular manifestada por vasculite ou trombose com ou sem estado de hipercoagulabilidade sistémica [27].

O envolvimento do sistema nervoso central é uma das manifestações extrapulmonares mais graves causadas pela infeção por *Mycoplasma* associada tanto ao *M.pneumoniae* como *ao M.hominis* (6-7% dos doentes hospitalizados) [12,23,25,44,45,51]. As manifestações mais comuns incluem meningite, encefalite, mielite, síndrome de Guillain-Barre e síndrome de Tourette. De acordo com a literatura, em 25% dos casos, o envolvimento do sistema nervoso central associado ao Mycoplasma provoca o desenvolvimento de efeitos residuais que se manifestam pela perturbação da função motora e pelo desenvolvimento de convulsões. Estas complicações foram descritas para o grupo de bebés que consistia predominantemente em rapazes [42, 48,45].

O envolvimento do trato gastrointestinal na infeção respiratória *associada a* Mycoplasma ocorre com diferentes frequências e pode manifestar-se clinicamente por diarreia, vómitos, falta de apetite, pancreatite, hepatite (muitas vezes com uma evolução favorável)[12,16,44,46,47].

O envolvimento da pele na infeção broncopulmonar *por Mycoplasma* ocorre em 25% dos doentes e manifesta-se por urticária, síndroma de Stivens-Jonsons [27,42,44].

O envolvimento do sistema cardiovascular raramente se desenvolve na infeção por Mycoplasma e representa 1-8,5%, ocorrendo mais frequentemente em adultos do que em crianças. Esta categoria de complicações inclui pericardite, miocardite, endocardite e perturbações do ritmo cardíaco. [42,44,46,54].

As alterações hematológicas ocorrem em cada duas crianças infectadas com *M.pneumoniae* e manifestam-se por anemia hemolítica (nas formas subclínica e clínica). Esta complicação pode desenvolver-se em 2-3 semanas após o início da pneumonia ou durante o período de recuperação. Outras manifestações hematológicas incluem a síndrome de coagulação intravascular, púrpura trombocitopénica, aplasia da medula óssea, hemoglobinúria paroxística [12,45,44, 49].

O diagnóstico das manifestações extrapulmonares causadas pela infeção por *Mycoplasma* baseia-se principalmente na deteção de anticorpos específicos *anti-Mycoplasma*. O epitélio ciliado do trato respiratório inferior é o local primário do agente patológico, pelo que os métodos de deteção molecular ou de cultura não são razoáveis para o diagnóstico de manifestações extrapulmonares. No entanto, os métodos de deteção molecular podem ser utilizados em algumas manifestações extrapulmonares (envolvimento do sistema nervoso central: encefalite, meningite; envolvimento renal: glomerulonefrite) associadas à infeção por Mycoplasma [27].

Segundo vários autores, as alterações no hemograma completo não são específicas da infeção por Mycoplasma, a contagem de leucócitos é habitualmente normal - de $7,4 \pm 0,2 x 10^{(9)}/1$, a 8,7x109/l [62], e a VSG está elevada - de $38,58 \pm 1,56$ mm/hora [62] a 43 ± 20 mm/hora [9,51]. Outras alterações no hemograma completo estão relacionadas com a contagem de plaquetas - a trombocitose é caraterística da convalescença, e a linfopenia correlaciona-se com a gravidade da doença [73].

Foi obtido um resultado semelhante durante o nosso estudo - o nível de linfócitos no grupo positivo para micoplasma baixou de forma fiável 39,6±0,99% em comparação com o nível de linfócitos no grupo negativo para micoplasma - 45,8±1,11%, χ^2=14,4, p<0,002.

Ao efetuar o exame clínico e laboratorial dos doentes do nosso estudo, estudámos as manifestações extrapulmonares que evoluíam em simultâneo com as pulmonares. Estas crianças foram mais frequentemente diagnosticadas com doenças como: dermatite atópica, anemia por deficiência de ferro, envolvimento secundário do pâncreas e do fígado. As crianças incluídas no nosso estudo não foram diagnosticadas com manifestações extrapulmonares tão graves como o envolvimento do sistema nervoso central.

Na maioria dos casos, as crianças com infeção por *Mycoplasma* foram diagnosticadas com anemia como doença concomitante - a anemia foi responsável por 39,5% das crianças do grupo de estudo. As anemias carenciais corresponderam a 38,2%, IC95%: 29,1-47,9 dos casos associados à infeção *por M. pneumoniae,* 42,3%, IC95%: 28,7-56,8 dos casos associados à infeção por *M. hominis* e 42,9%, IC95%: 35,3-50,7 dos casos do grupo de controlo, χ^2= 0,6, p>0,05.

No nosso estudo, a dermatite atópica foi diagnosticada como uma doença concomitante, mas foi mais comum no grupo de estudo - 30,9%, IC95%: 23,9-38,6 das crianças e significativamente menos comum no grupo de controlo - 20,2%, IC95%: 14,4-27,1, χ^2=4,9, p<0,03. Assim, a dermatite atópica foi diagnosticada em 25,5%, IC95%: 17,6-34,6 das crianças com infeção por *M.pneumoniae*, em 42,3%, IC95%:

28,7-56,8 das crianças com infeção por *M.hominis*, e em 20,2%, IC95%: 14,4-27,1 das crianças sem

Infeção por micoplasma, χ^2=10,2, p<0,01.

A mesma tendência foi registada no caso do envolvimento tóxico do fígado, mas com diferenças insignificantes (o grupo de estudo - 29,6%, 95%:22,7-37,3 dos casos, o grupo de controlo - 26,8%, 95%CI: 20,3-34,2, χ^2=0,3, p>0,05). O envolvimento hepático foi observado em 30,9%, IC95%: 22,4-40,4 das crianças com infeção *por M. pneumoniae*, em 26,9%, IC95%: 15,6-41 das crianças com infeção por *M. hominis*, e em 26,8%, IC95%: 20,3-34,2 das crianças com pneumonia não causada por Micoplasma, χ^2=0,6, p>0,05. O nível de ALT nas crianças do grupo de estudo foi de 0,9±0,09 UI/1 e o nível de AST foi de 0,95±0,09 UI/1, ao passo que a concentração destas enzimas no grupo de controlo de doentes com Mycoplasma negativo foi de: ALT - 0,79±0,05 UI/l, F=2,6, p>0,05 e AST - 0,79±0,05 UI/1, F=2,62, p>0,05.

A pancreatite reactiva foi diagnosticada em 9,9%, IC95%: 5,8-15,5 das crianças com infeção por Mycoplasma e, em menor grau, nas crianças do grupo de controlo - 8,9%, IC95%: 5,1-14,3, χ^2=0,08, p>0,05.

Foi efectuada uma análise estatística nos subgrupos de doentes, dependendo do serótipo da infeção por Mycoplasma, a fim de determinar a percentagem de ocorrência de envolvimento extrapulmonar.

Assim, a dermatite atópica foi observada em 25,5%, IC95%: 17,6-34,6 das crianças com *M.pneumoniae*, 42,3%, IC95%: 28,7-56,8 das crianças com *M.hominis*, e 20,2%, IC95%: 14,4-27,1 das crianças Mycoplasma-negativas, χ^2=10,2, p<0,01. A anemia por deficiência de ferro foi observada em 38,2%, IC95%: 29,1-47,9 dos pacientes com *M.pneumoniae*, 42,3%, IC95%: 28,7-56,8 dos pacientes com *M.hominis* e 42,9%, IC95%: 35,3-50,7 das crianças com envolvimento broncopulmonar de origem não Mycoplasma, χ^2=0,6, p>0,05.

De acordo com a literatura, a infeção por Mycoplasma não apresenta sinais clínicos específicos caraterísticos desta infeção que possam ajudar a detetar com precisão a presença de infeção por Mycoplasma, o que corresponde aos resultados obtidos neste estudo. O nosso estudo não encontrou manifestações clínicas específicas que pudessem ser caraterísticas apenas deste tipo de infeção, no entanto, foi avaliado o risco de complicações e manifestações extrapulmonares.

A sistematização e análise versátil do quadro clínico da patologia broncopulmonar aguda na criança e os resultados do exame paraclínico do nosso estudo permitiram criar um algoritmo de tratamento dos doentes com esta patologia.

CAPÍTULO 15

Diagnóstico específico da infeção por *Mycoplasma* na patologia broncopulmonar aguda.

O ensaio de imunoabsorção enzimática (ELISA) é o método mais comummente utilizado para o diagnóstico da infeção por Mycoplasma. Este método permite a deteção de uma pequena quantidade de anticorpos *anti-micoplasma* das classes de imunoglobulina A, IgM e IgG. O ELISA é um método específico (95%) com uma sensibilidade de 92% [42].

Os títulos de diagnóstico específicos dos anticorpos anti-micoplasma estão em relação direta com a duração da doença: na primeira semana da doença (1-6 dias), a variabilidade dos anticorpos específicos anti-micoplasma é de 7-25%, mais tarde, na segunda semana, observa-se um aumento dos anticorpos e a taxa de seroconversão de IgM específica na fase aguda da doença (as primeiras 1-2 semanas) é de 50% [74]. Assim, apenas a presença de IgM específica pode ser indicativa de uma infeção aguda [4,17,39,44,57].

A fase seguinte da resposta à infeção por *Mycoplasma* é a síntese de anticorpos IgG específicos, cujo nível se mantém constante durante as 3-4 semanas seguintes da doença e até à recuperação [50,57].

A IgA específica anti-micoplasma é um indicador da infeção atual em todos os grupos etários. A IgA específica é sintetizada no início da doença; atinge rapidamente os seus valores máximos, e depois o seu nível diminui mais cedo do que os níveis de

IgM e IgG [180]. A função dos anticorpos IgA consiste em estimular a fagocitose do Mycoplasma e bloquear não só a absorção do Mycoplasma nas células epiteliais do sistema respiratório, mas também a síntese de substâncias tóxicas [64].

A infeção por *Mycoplasma* não tem sinais clínicos patognomónicos, pelo que o doente não será examinado durante a primeira semana da doença. Por conseguinte, a possibilidade de detetar a infeção através de anticorpos IgM é muito baixa, e a presença de IgG nos títulos de diagnóstico ajuda a diagnosticar a infeção por *Mycoplasma* [57].

No nosso estudo, os seguintes resultados foram obtidos a partir do teste de ensaio de imunoabsorção enzimática. O nível de imunoglobulinas específicas foi significativamente mais elevado no grupo de estudo do que no grupo de controlo. Assim, o nível de imunoglobulina M (IgM) específica no *M.pneumoniae* foi de 0,54±0,05 e o de IgG foi de 0,94±0,07. Na patologia broncopulmonar associada ao *M.hominis* os níveis de imunoglobulinas específicas foram os seguintes: IgM - 0,36±0,02 e IgG - 1,03±0,11. Na infeção por Mycoplasma-negativo a concentração de imunoglobulinas específicas foi de: IgM - 0,22±0,0I e IgG - 0,24±0,01, $p<0{,}001$.

Uma vez que no nosso estudo as crianças foram divididas em grupos etários, a deteção de anticorpos específicos também foi efectuada de acordo com a sua idade (tabela 3).

Tabela 3. Exame serológico no envolvimento broncopulmonar em crianças.

Specific immunoglobulins	*Mycoplasma* + group(n=162)		*Mycoplasma*-*negative group* (n=168)
	M.pneumoniae	*M.hominis*	
IgM			
▪ infants, g/L	0,30±0,03	0,38±0,06 †	0,21±0,02*
▪ 1-3 years, g/L	0,57±0,07	0,33±0,08 †	0,21±0,10*
▪ 3-7 years, g/L	0,66±0,08	0,30±0,05 †	0,26±0,03*
IgG			
▪ infants, g/L	0,88±0,14	1,14±0,18 †	0,24±0,02*
▪ 1-3 years, g/L	1,02±0,10	0,9±0,20 †	0,22±0,02*
▪ 3-7 years, g/L	0,94±0,12	1,01±0,23 †	0,25±0,03*

* p<0,05, *M.pneumoniae* and *Mycoplasma* [-]
† p<0,05, *M.hominis* and *Mycoplasma* [-]

Em crianças com menos de 1 ano de idade, o título de anticorpos específicos para *M.pneumoniae* foi de: IgM -0,30±0,03 e IgG - 0,88÷0,14 (n=23), *o M.hominis* foi diagnosticado em 21 casos com o seguinte título de anticorpos específicos: IgM - 0,38±0,06 e IgG - 1,14±0,18. Em 73 bebés, a infeção por Mycoplasma foi excluída através do método imunoenzimático (IgM 0,21±0,02 e IgG 0,24±0,02, p<0,05).

No grupo de crianças com idades compreendidas entre 1 e 3 anos, ao determinar o título de anticorpos específicos, a infeção por *M. pneumoniae* foi confirmada em 56 crianças (IgM -

0,57±0,07 e IgG - 1,02±0,1), e *o M.hominis* foi diagnosticado em 17 crianças (IgM - 0,33±0,08 e IgG - 0,9±0,20). A infeção por Mycoplasma não foi confirmada em 72 casos, o título de anticorpos específicos foi de 0,21±0,1 (IgM) e 0,22±0,02 (IgG).

No grupo de crianças em idade pré-escolar, foram detectados títulos elevados de anticorpos específicos *contra M. pneumoniae-* em 31 casos de envolvimento broncopulmonar agudo (IgM 0,66±0,08 e IgG 0,94±0,12). *O M. hominis* foi confirmado em 14 crianças do grupo de estudo (IgM 0,3±0,05 e IgG 1,01±0,23). O grupo de controlo era constituído por 23 crianças, o título de anticorpos específicos não foi detectado nos seus títulos de diagnóstico (IgM - 0,26±0,03 e IgG - 0,25±0,03, $p<0,05$).

CAPÍTULO 16

Algoritmo para o diagnóstico da infeção por *Mycoplasma*

A utilização orientada de macrólidos para o tratamento da infeção por *Mycoplasma* e *Chlamydia* reduz o desenvolvimento de resistência a este tipo de medicamentos [33].

A sistematização e a análise exaustiva do quadro clínico, os resultados dos exames paraclínicos da patologia broncopulmonar aguda em crianças do nosso estudo, tudo o que foi referido anteriormente permitiu desenvolver um algoritmo de tratamento de doentes com infeção *por Mycoplasma*, que é apresentado na figura acima.

Na primeira fase do exame clínico de um doente com infeção por *Mycoplasma*, o algoritmo desenvolvido incluiu os seguintes componentes: história clínica, queixas que incluem a duração da doença, o tipo de tosse, a temperatura corporal e o tratamento utilizado anteriormente (sim/não).

A descrição do quadro clínico respiratório baseou-se no carácter da tosse que, tal como descrito anteriormente, era semi-produtiva e incómoda em crianças com infeção por *Mycoplasma versus* crianças sem infeção *por Mycoplasma*.

Assim, este tipo de tosse foi registado mais frequentemente na infeção por *M.hominis* - 47,4% em comparação com a infeção *por M.pneumoniae* - 44,2% e apenas em 28,9% dos casos do grupo de controlo, χ^2=7,7, p<0,03.

A tosse produtiva foi mais frequente no grupo de controlo - 48,6%, χ^2=9,7, p<0,01 em comparação com o grupo de estudo - em 30,2% das crianças com infeção por *M.pneumoniae* e em 28,9% das crianças com infeção por *M.hominis*.

A temperatura corporal é o próximo critério clínico importante. De acordo com alguns investigadores [61,43], as temperaturas superiores a 39ºC eram mais comuns nas pneumonias bacterianas, enquanto as pneumonias por Mycoplasma se caracterizavam por temperaturas inferiores a 38,9ºC.

No nosso estudo, no início da doença, a temperatura subfebril foi mais frequente no grupo de crianças com infeção por Mycoplasma (61,5%) em comparação com o grupo de controlo (38,5%), $\chi 2=4,2$, $p<0,05$. A temperatura febril foi mais frequente no grupo Mycoplasma-negativo - 68,6%, e no grupo Mycoplasma-positivo foi de apenas 31,4%, $\chi^2=5,7$, $p<0,05$.

O próximo parâmetro informativo para o diagnóstico clínico é a duração da doença, que é caracterizada por um curso mais longo das manifestações clínicas em crianças com infeção por Mycoplasma em comparação com crianças do grupo de controlo [43].

No nosso estudo, observámos que a duração da doença antes do internamento foi mais longa nas crianças com infeção por *M. pneumoniae* e representou 11,3±1,03 dias, em comparação com as crianças infectadas por *M. hominis* - 10,2±0,62 dias; quanto ao grupo de controlo, apresentou a duração mais curta da doença - 7,48±0,4 dias, $F=11,2$, $p<0,001$.

No caso de um doente apresentar sinais clínicos caraterísticos: a duração da tosse, o tipo de tosse, os valores da temperatura corporal, é efectuado um teste serológico específico para confirmar ou excluir a infeção por Mycoplasma. Se a infeção por *Mycoplasma* for confirmada, é tratada propositadamente com medicamentos macrólidos. Se não existirem dados clínicos suficientes e forem obtidos resultados serológicos negativos, é efectuado um diagnóstico diferencial para determinar as tácticas de tratamento do doente.

O algoritmo apresentado para o tratamento de um doente com infeção *por Mycoplasma* permite escolher as melhores tácticas para o tratamento de doentes com infeção por *Mycoplasma*.

CAPÍTULO 17

Algoritmo para o tratamento de um doente com patologia broncopulmonar aguda causada por infeção por *Mycoplasma*

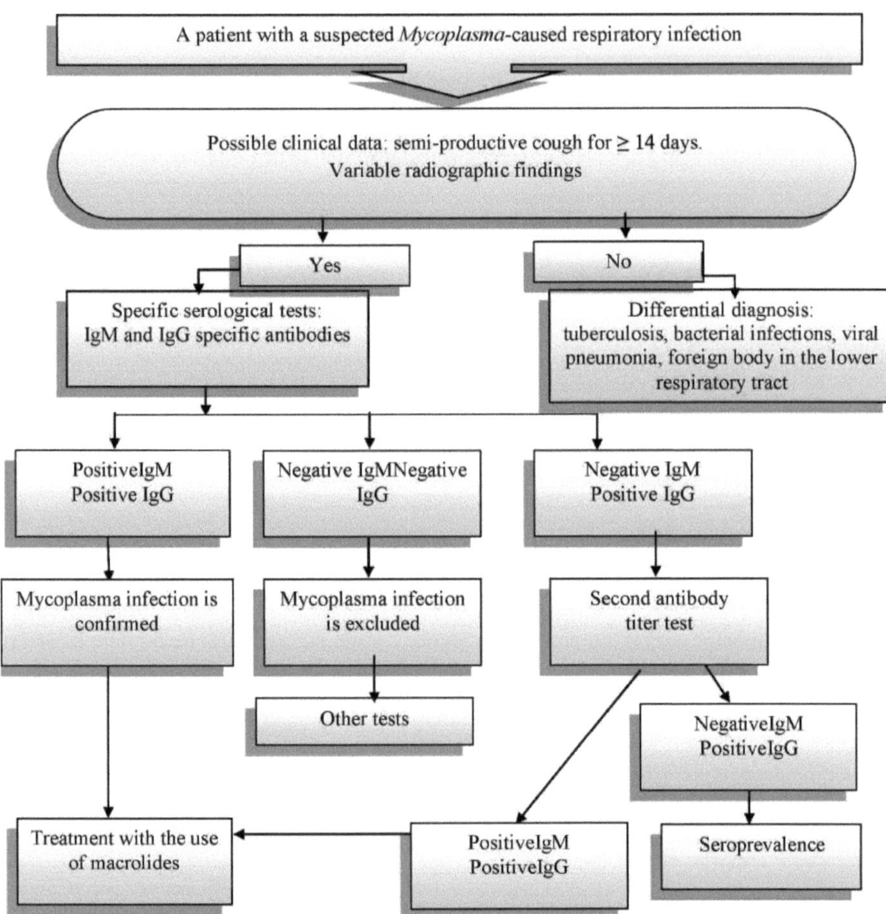

Referências

1 . Almasri M. et al. Infecções do trato respiratório por *Mycoplasma pneumonia* em crianças gregas. In: *Hippokratia* 2011, 15: p.147-152.

2 . Averbuch Diana, Hidalgo-Grass Carlos et all Macrolide Resistance in *Mycoplasma pneumoniae*. In: Doenças Infecciosas Emergentes, 2011, 17 (6): p.1079-1082

3 . Bellemare Francjois, Jeanneret Alphonse, e Couture Jacques. Diferenças entre os sexos nas dimensões e na configuração torácica. In: Am J Respir Crit Care Med 2003, Vol 168. pp 305-312.

4 . Blasi F. Agentes patogénicos atípicos e infecções do trato respiratório. In: Eur Respir J 2004; 24: p.171-181.

5 . Carey Michelle A. et al. It's all about sex: male - female differences in lung development and disease. In: Trends Endocrinol Metab. 2007, 18(8): p.308313

6 . Courtoy I, Lande AE, Turner RB. Precisão da diferenciação radiográfica de pneumonia bacteriana e não bacteriana. In: Clin Pediatr 1989; 28:261-264.

7 . Daxboeck F. et al. Efeito da idade no título de anticorpos contra *Mycoplasma pneumoniae.* In: Scand J Infect Dis 2002; 34(8):577-9.

8 . Dorigo-Zetsma J., Dankert I. et al. Genotyping of *Mycoplasma pneumoniae* clinical isolites reveals eight P1 subtypes within two genomic group. In: Journal of Clinical Microbiology 2000, vol. 38, nr.3: p.965-970.

9 . Esposito S., Blasi F. et al, Infecções *por Mycoplasma pneumoniae* e *Chlamydia pneumoniae* em crianças com pneumonia. In: European Respiratory Journal 2001;

17: p.241-245.

10 Fonseca-Aten Monica et all *Mycoplasma pneumoniae* induz inflamação pulmonar dependente do hospedeiro e obstrução das vias aéreas em ratinhos. In: American Journal of respiratory cell and molecular biology 2005; 32: p.201-210.

11 Hammerschlag, Margaret R. Mycoplasma Pneumoniae In: Infections Diseases in Clinical Practice 2002, nr.3, volume 11, p. 123-129.

12 . Hanukoglu A. et al. Envolvimento pulmonar na infeção por Mycoplasma pneumoniae em famílias. In: Infeção 1986, 14(1): p.1-6.

13 Hardy Robert D., Hasan S. Jafri,1 Kurt Olsen,1 Jeanine Hatfield,1 Janie Iglehart. Mycoplasma pneumoniae Induces Chronic Respiratory Infection, Airway Hyperreactivity, and Pulmonary Inflammation: a Murine Model of Infection-Associated Chronic Reactive Airway Disease. In: Infection and immunity, 2002, p. 649-654.

14 Hassan J., F. Irwin, S. Dooley, J. Connell. Mycoplasma pneumoniae infection in a pediatric population: analisis of soluble immune markers and risk factors for ashtma.In:Hum Immunol, 2008, 69 (12):851-5.

15 . Houng Phan L.T., Ngo T.Thi et al. Primeiro relatório sobre as caraterísticas clínicas das infecções por Mycoplasma pneumoniae em crianças vietnamitas. In: Jornal Japonês de Doenças Infecciosas, 2007; 60: p.370-373.

16 . Kashyap S., Sarkar M. *Mycoplasma pneumoniae*: caraterísticas clínicas e tratamento. In: Lung India 2010; 27(2): p.75-85.

17 . Kashyap B., Kumar S., Sethi GR., Das BC., Saigal SR. Comparação de PCR,

cultura e testes serológicos para o diagnóstico de *Mycoplasma pneumoniae* em infecções do trato respiratório inferior adquiridas na comunidade em crianças. In: Indian J Med Res. 2008;128: p. 134-9.

18 Kennet MC. I Ntosh, Pneumonia adquirida na comunidade em crianças. In: The New England Journal of Medicine, 2002, 346: p.429-437.

19 Krause Dunkan C., Balish Mitchell F. Structure, function, and assembly of the terminal organelle of Mycoplasma pneumoniae. In: FEMS Microbiology Letters, 2001, vol. 198, número 1: p.1 - 7

20 Leonardi S. et al Abcesso pulmonar numa criança com infeção por *Mycoplasma pneumoniae*. In: Jornal Europeu de Pediatria 2010, vol.169, nr.11, p.1413-1415

21 Loens K. et al Diagnóstico molecular da infeção do trato respiratório por Mycoplasma pneumoniae. In: Journal of Clinical Microbiology 2003, 41(11): p.4915-8.

22 Mattila Petri S., Petteri Carlson, Aulikki Sivonen, Mediastinite *por Mycoplasma hominis* com risco de vida. Clinical Infectious Diseases 1999;29: p.1529-37.

23 Maysaa El Sayed Zaki, Doaa Raafat, and Amal Abd El Metaal, Relevance of Serology for Mycoplasma pneumoniae Diagnosis Compared With PCR and Culture in Acute Exacerbation of Bronchial Asthma In: Am J Clin Pathol 2009;131: p.74-80.

24 Moreno L., Krishnan J. et al Desenvolvimento e validação de uma regra de previsão clínica para distinguir a pneumonia bacteriana da viral em crianças. In: Pediatric Pulmonology 2006;41:331-7.

25 Narita Mitsuo Patogénese das manifestações neurológicas da infeção por *Mycoplasma pneumoniae*. Artigo de revisão. In: Pediatric Neurology 2009,41(3): p.159-166.

26 Narita Mitsuo Patogénese das manifestações neurológicas da infeção por *Mycoplasma pneumoniae*. Artigo de revisão. In: Pediatric Neurology 2009,41(3): p.159-166.

27 Narita Mitsuo *Mycoplasma pneumoniae* como um agente sub-reconhecido de doenças vasculíticas. In: Avanços na etiologia, patogénese e patologia da vasculite por Luis M Amezcua-Guerra, 2011, p.37 - 56.

28 Narita Mitsuo Classificação das manifestações extrapulmonares devidas à infeção por *Mycoplasma pneumoniae* com base na possível patogénese. Mini revisão. In: Frontiers in Microbiology, 2016; volume 7, 23: 1-9.

29 .'Handley et al. A incidência da pneumonia *por Mycoplasma pneumoniae*. In: J Am Board Fam Pract 1997;10(6): p.425-9.

30 Oron Raz, Mor Meirav et all. Caraterísticas epidemiológicas e clínicas da infeção do trato respiratório causada por *Mycoplasma pneumoniae* num serviço de urgência pediátrico. In: Israeli Journal of Emergency Medicine, 2006, Vol. 6, No. 3, p.44-52.

31 Puljiz I, Kuzman I, Dakovic-Rode O, Schonwald N, Mise B. Pneumonia por Chlamydia e pneumonia *por Mycoplasma pneumoniae*: Comparação de caraterísticas clínicas, epidemiológicas e perfis laboratoriais. In: Epidemiol. Infect., 2006;134: p.548-55.

32. Radisic Marcelo, Torn Anders et al. Lesão pulmonar aguda grave causada por *Mycoplasma pneumoniaea:* papel potencial dos pulsos de esteróides no tratamento. In: Clinical Infectious Diseases 2000; 31: p.1507-11.

33 Rodriguez de Ita J., Torres-Quintanilla A. et al. Escore clínico para descartar pneumonia por *Mycoplasma pneumoniae.* In: An. Pediatr. 2014; 81(4): 241245.

34 Samransamruajkit R, Jitchaiwat S, Wachirapaes W, *et al.* Prevalência de pneumonia por Mycoplasma e Chlamydia em pneumonia grave adquirida na comunidade entre crianças hospitalizadas na Tailândia. In: Jpn J Infect Dis. 2008; 61: 36-9.

35.156. Saraya Takaeshi, Kurai Daisuke et al. Novos aspectos sobre a patogénese da pneumonia *por Mycoplasma pneumoniae* e implicações terapêuticas. Artigo de revisão. In: Frontiers in microbiology 2014 ; 5(8): p.1 - 18.

36.163. Stelmach Iwonaet al. Imunidade humoral e celular em crianças com infeção por Mycoplasma pneumoniae: Estudo prospetivo de 1 ano. In: Clin Diagn Lab Immunol. 2005; 12(10): p.1246-1250.

37 Talkington Deborah et all Análise de oito testes comerciais de imunoensaio enzimático para a deteção de anticorpos contra *Mycoplasma pneumoniae* no soro humano. In: Clinical and Diagnostic Laboratory Immunology 2004; 11(5): p.862-867.

38 Tanaka H., H. Koba, S. Honma, F. Sugaya, S. Abe. Relações entre o padrão radiológico e a resposta imunitária mediada por células na pneumonia por *Mycoplasma pneumoniae.* In: Eur Respir J, 1996, 9: p.669-672.

39.Teig N, Anders A, Schmidt C, et al. *Chlamydophila pneumoniae* e *Mycoplasma pneumoniae* em amostras respiratórias de crianças com doenças pulmonares crónicas. In:*Thorax* 2005, 60(9): 962-966.

40 .Timitilly A., Maya Dy Rocco et al Incomum de infecções devidas a *Mycoplasma pneumoniae* em crianças. In: Le Infetioni in Medicina, 2004; 2: 113-117.

41 Usama Hanhan, James Orlowski e Mariano Fiallos. Associação de Infecções por Mycoplasma Pneumoniae com Status Asthmaticus. In: Open Respir Med. J, 2008; 2:35-38.

42 Vervolet Leticia Alves, Marguet C., Camargos P., Infeção por *Mycoplasma pneumoniae* e sua importância como agente etiológico nas pneumonias adquiridas na comunidade na infância. In: Revista Brasileira de Infetologia 2007; 11(5):507-514.

43 .Vervolet Leticia Alves et al. Caraterísticas clínicas, radiográficas e hematológicas da pneumonia *por Mycoplasma pneumoniae*. In: J Pediatr (Rio J). 2010; 86(6):480-487.

44 Waites K., Talkington D., *Mycoplasma pneumoniae* e o seu papel como agente patogénico humano. In: Clinical Microbiology Reviews 2004, 17(4): 697-728.

45 Waites K., Mitchell F Balish, T Prescott Atkinson.New insights into the pathogenesis and detection of Mycoplasma pneumoniae infections.In: Future Microbiol. 2008; 3(6): 635-648.

46 Waites KB, Thacker WL, Talkington DF: O valor da cultura e da serologia para a deteção de infecções por *Mycoplasma pneumoniae* no laboratório clínico na era do diagnóstico molecular. In:*Clin Microbiol Newsletter* 2001,23:123129.

47 Wang J.L., Ho M.Y., Shen E.Y. Infeção por Mycoplasma pneumoniae associada a anemia hemolítica: relato de um caso. In: Ata Paediatr Taiwan 2004; 45(5): 293-5.

48. Waris Matti E, Pia Toikka, Taina Saarinen, Simo Nikkari Olli Meurman. Diagnóstico da Pneumonia por Mycoplasma pneumoniae em Crianças. In: Journal of clinical microbiology, 1998, 36(11): 3155-3159.

49 Youn Y-S., Lee K-I., Hwang J-Y., Diferença de caraterísticas clínicas na pneumonia infantil por *Mycoplasma pneumoniae*. BMC Pediatrics 2010; 10(48): 1-7.

50 Anuarul Statistic al sistemului de sanatate din Moldova, anii 2010 - 2014.

51 Neamtu L. Infectia micoplasmica in afectiunile bronhopulmonare acute la copii. Teza de doctor in stiinte medicale, 140 pág., Chisinau 2016.

52.NeamtuL., Sciuca S. Sindroame clinice in pneumonia cu *Mycoplasma* la copiii. In: Buletin de Perinatologie. Chisinau, 2015, nr. 2(66), p 65-69. ISSN 18105289.

53.ξ>ciuca S., Esentialul in pneumologia copilului. "Tipografia Centrala". Chisinau 2007, p.32

54.ξ>ciuca S., Neam^u L. Importanja clinica a infecjiei *Mycoplasma pneumoniae* la copii cu pneumonie comunitara. In: Buletinul Academiei de ξ!tiinte a Moldovei. Stiinte Medicale. Chisinau, 2012, nr.l (33), p.387-390. ISSN 18570011.

55.Ахапкина И.Г. Оппортунистические инфекции в детском возрасте. В: Педиатрия 2011, №2: 1-4.

56.Борхсениус С.И, Чернов О.А. "Микоплазмы, молекулярная и клеточная биология, патогенность и диагностика" Санкт-Петербург 2002, Наука. 319с.

57.Зайцева С. Вопросы диагностики и лечения респираторных инфекций, вызванных атипичными возбудителями. В: Трудный пациент, 2010, 8(9):4-8.

58 .Игумнов А.В., Клинико-иммунологическая характеристика микоплазменной и хламидийной пневмоний и оценка эффективности имммунотерапиии ронколейкином. Аутореф. Кандидата мед.наук, Москва, 2004, стр.140.

59 .Королёва Е.Г. Роль острой микоплазма пневмонии инфекции в формировании и течении рецидивирующих и хронических заболеваний органов дыхания у детей, Москва 2003, автореферат на соискание кандидата мед.наук, 120 стр.

60 .Маланичева Т.Г, Файзуллина Р.А. Рациональное питание ребёнка первого года жизни, заболевания желудочно-кишечного тракта, билиарной системы и органов дыхания, Казань 2013, часть 1, стр. 162-163.

61 .Мусалимова Г.Г., Саперов В.Н., Карзакова Л.М. Микоплазменные и хламидийные пневмонии (этиопатогенез, клинико-иммунологические особенности, диагностика, лечение и иммунотерапия Ронколейкином), Методические рекомендации. Чебоксары, 2003. 52 с.

62 .Меркулова В. Интерлейкин-4 и интерферон у у детей с бронхиальной астмой, инфицированных M.pneumoniae, M.hominis микрооорганизмами семейства Chlamidiaceea.Аутореф. кандидата мед.наук, Москва, 2005, стр. 104.

63 .Ноников В.Е.,Воробьёва М.Г. Микоплазменные инфекции. В: Consilium Medicum 2006, 8, №10, стр.38-41.

64 .Овсянников Д.Ю. "Бронхиальная астма, обструктивные бронхиты и кашель,

ассоциированные с микоплазменной и хламидийной инфекцией у детей". М., 2002, стр 141-142.

65.Просекова Е.В., Деркач В.В и др. Аллергические заболевания у детей: особенности цитокинового и иммуного статуса. В: Иммунология 2007, №3:157-161.

66.Рукуйжа М.*С.* Chlamydophila pneumoniae и Mycoplasma pneumoniae: диагностика, роль в формировании бронхообструктивного синдрома и обострении бронхиальной астмы. В: Ciências Médicas, 2014, 7(5): 10201024.

67.Савенкова М., Савенков М.П. и др. Микоплазменная инфекция: клинические формы, особенности течения, ошибки диагностики. В: Вопросы современной педиатрии, 2013, 6: 108-114.

68.Синопальников А. И. Атипичная пневмония. В: Русский медицинский журнал, 2002, 10(23), с. 1080-1085.

69.Стегний Б., Обуховская О.В., Микоплазмы (эволюционное развитие, структура генома, особенности метаболизма). В: М1жв1домчий науковий 36ipHHK "1 IτaxiBiiHiιτBθ>>, 2008, випуск 62, стр. 1-7.

70.Таточенко В.К. Болезни органов дыхания у детей, Москва, издательство Педиатр, 2012, стр.210-213, 182-184.

71.Ходзинская В.К., Зосимов А.Н. Внегоспитальная пневмония у детей. В: Методические рекомендации, Харьков 2005, стр.5

72.Шершнева Н. Разработка имммуно-ферментных тест-систем для выявления антигенов *Mycoplasma pneumoniae* и *Mycoplasma hominis*. Аутореф. кандидата биол.наук. Москва, 2009, 22 стр.

73 Youn Y-S., Lee K-I., Hwang J-Y., Diferença de caraterísticas clínicas na pneumonia infantil por *Mycoplasma pneumoniae*. BMC Pediatrics 2010; 10(48): 1-7.

74 .Slanina A., Albu | I. §i al | ii, Aspecte clinico-etiologice ale pneumoniilor comunitare atipice. In: Practica Medicala 2010; 3(19): p.216-222

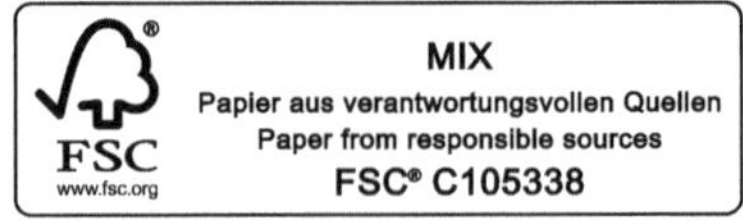

Printed by Books on Demand GmbH, Norderstedt / Germany